Intervallfasten für Anfänger und Berufstätige

7 Tage im 16/8 Programm mit Rezepten für den leichten Einstieg

Von Giuliani Baglioni

Inhaltsverzeichnis

Einleitung....3
Was ist Intervallfasten/Kurzzeitfasten? 5
Wie wirkt es sich auf den Körper aus?....7
Autophagie und Fasten 11
Warum und für wen ist es gut?....17
Psychologische und spirituelle Vorteile des Fastens 21
Warum es gerade für Berufstätige hervorragend geeignet ist 25
Verschiedene Methoden des Intervallfastens....30
Die beste Methode: 16/8....33
Fasten um abzunehmen....39
7-Tage Programm für den effektiven Start 45
Die richtige Motivation, um durchzuhalten 65
Alle Power-Tipps zusammengefasst....71
Fazit....74
Hat ihnen das Buch gefallen?....76
Haftungsausschluss 78
Urheberrecht....80
Impressum....81

Einleitung

Suchst Du nach einem neuen Weg, um gesünder zu werden und Gewicht zu verlieren?

Hast Du jede konventionelle Diät ausprobiert, um herauszufinden, dass es sich dabei nur um leere Versprechen handelt?

Wenn ja, ist das Problem möglicherweise nicht das, was Du isst, sondern eher, wenn Du es isst. Eine neue, bessere Art des Fastens ist die Lösung für die Probleme beim Abnehmen, und die Kunst des intermittierenden Fastens hilft Dir dabei.

Intermittierendes Fasten ist keine neue Modeerscheinung - es ist eine völlig andere Art zu essen, eine, die Dir dabei helfen soll, die meisten Nährstoffe aus den Nahrungsmitteln zu gewinnen, die Du zu Dir nimmst, und dabei gleichzeitig die Gesamtkalorien zu senken.

Der natürliche Gewichtsverlust wird leichter als je zuvor erfolgen. Diesmal wirst Du mit den natürlichen Rhythmen Deines Körpers arbeiten, sodass Du bereits nach einem Monat deutliche Fortschritte sehen kannst!

In den folgenden Kapiteln siehst Du:

-Was Intervallfasten ist und welche Vorteile es hat

-Warum es gerade für Berufstätige super geeignet ist
-Was Autophagie ist
-Wie Du mit Fasten abnehmen kannst und endlich das Fett verlierst
-Die beste Methode für das Abnehmen
-Ein 7-Tage Programm mit Rezepten für den effektiven Start
Und mehr!

Also, worauf wartest Du?

Übernimm die Kontrolle über Deine Essgewohnheiten und ändere mit diesem Buch das Aussehen und das Gefühl ein für allemal!

Was ist Intervallfasten/Kurzzeitfasten?

Intermittierendes Fasten ist das uralte Geheimnis der Gesundheit. Es ist uralt, weil es in der gesamten Menschheitsgeschichte praktiziert wurde. Es ist ein Geheimnis, weil diese mächtige Angewohnheit praktisch vergessen wurde.

Aber jetzt entdecken viele Leute diese Art von Kurzzeitfasten. Es kann enorme Vorteile bringen, wenn es richtig gemacht wird. In diesem Anfängerhandbuch erfährst Du alles, was Du über intermittierendes Fasten wissen musst.

Intermittierendes Fasten – werde ich hungern?

Nein. Das Fasten unterscheidet sich in einer entscheidenden Weise vom Hunger. Hunger ist die unfreiwillige Abwesenheit von Nahrungsmitteln. Es ist weder absichtlich noch kontrolliert. Andererseits ist das Fasten das freiwillige Zurückhalten von Nahrungsmitteln aus spirituellen, gesundheitlichen oder anderen Gründen.

Das Essen ist leicht verfügbar, aber Du möchtest es nicht essen. Dies kann für einen beliebigen

Zeitraum geschehen, von einigen Stunden bis zu Tagen oder sogar Wochen. Du kannst zu jeder beliebigen Zeit ein Fasten beginnen, und Du kannst auch ein beliebiges Fasten beenden. Du kannst auch ein Fasten aus irgendeinem Grund oder ohne Grund starten oder stoppen.

Das Fasten hat keine Standarddauer, da es sich lediglich um das Fehlen von Essen handelt. Immer wenn Du nicht isst, fastest Du. Beispielsweise kannst Du am nächsten Tag zwischen dem Abendessen und dem Frühstück fast 12 Stunden lang fasten. In diesem Sinne sollte das Fasten als Teil des Alltags gelten.

Es ist vielleicht die älteste und mächtigste Methode, die man sich vorstellen kann. Betrachte den Begriff "Pause". Dies bezieht sich auf die Mahlzeit, die das Fasten bricht - und zwar täglich. Anstatt eine grausame und ungewöhnliche Bestrafung zu sein, sollte das Fasten täglich durchgeführt werden, wenn auch nur für kurze Zeit.

Intermittierendes Fasten ist nicht etwas Seltsames und Neues, sondern Teil des normalen Alltags. Doch irgendwie haben wir die unglaubliche Kraft davon vergessen und das therapeutische Potenzial ignoriert.

Wenn wir lernen, wie man richtig fastet, haben wir die Möglichkeit, es zu benutzen oder nicht.

Wie wirkt es sich auf den Körper aus?

Im Grunde erlaubt das Fasten dem Körper, überschüssiges Körperfett abzubrennen. Es ist wichtig zu wissen, dass dies normal ist und sich der Mensch ohne schädliche gesundheitliche Folgen zu schnell entwickelt hat. Körperfett ist lediglich gespeicherte Nahrungsenergie. Wenn Du nicht isst, „frisst" der Körper einfach sein eigenes Fett zur Energiegewinnung.

Im Leben geht es um Gleichgewicht. Das Gute und das Böse. Das Yin und das Yang. Gleiches gilt für das Essen und Fasten. Fasten ist schließlich einfach die Kehrseite des Essens. Wenn Du nicht isst, fastest Du. So funktioniert das:

Wenn wir essen, wird mehr Nahrungsenergie aufgenommen, als sofort genutzt werden kann. Ein Teil dieser Energie muss zur späteren Verwendung gespeichert werden. Insulin ist das Schlüsselhormon, das an der Speicherung von Nahrungsenergie beteiligt ist.

Insulin steigt beim Essen an und hilft, die überschüssige Energie auf zwei verschiedene Arten zu speichern. Zucker kann zu langen Ketten verknüpft werden, die als Glykogen bezeichnet werden, und dann in der Leber gespeichert werden. Der Speicherplatz ist jedoch begrenzt. Sobald dies erreicht ist, beginnt die Leber die überschüssige Glukose in Fett umzuwandeln. Dieser Prozess wird als De-Novo-Lipogenese bezeichnet.

Ein Teil dieses neu geschaffenen Fettes wird in der Leber gespeichert, der größte Teil wird jedoch zu anderen Fettablagerungen im Körper exportiert. Während dies ein komplizierterer Prozess ist, sind der Fettmenge, die erzeugt werden kann, keine Grenzen gesetzt. In unserem Körper gibt es also zwei sich ergänzende Nahrungsenergiespeichersysteme. Eines ist leicht zugänglich, jedoch mit begrenztem Speicherplatz (Glykogen), und das andere ist schwerer zugänglich, hat jedoch unbegrenzten Speicherplatz (Körperfett).

Der Prozess läuft umgekehrt ab, wenn wir nicht essen (Intervallfasten). Der Insulinspiegel fällt ab und signalisiert dem Körper, gespeicherte Energie zu verbrennen, da nicht mehr durch die Nahrung aufgenommen wird. Der Blutzucker fällt, sodass der Körper jetzt Glukose aus dem Speicher ziehen muss, um Energie zu verbrennen.

Glykogen ist die am leichtesten zugängliche Energiequelle. Es wird in Glucosemoleküle zerlegt, um den anderen Zellen Energie zu liefern. Dies kann genug Energie liefern, um den Körper für 24 bis 36 Stunden mit Strom zu versorgen. Danach fängt der Körper an, Fett für Energie abzubauen.

Der Körper existiert also eigentlich nur in zwei Zuständen - dem gefütterten (Insulin hoch) und dem nüchternen (Insulin niedrig) Zustand. Entweder speichern wir Nahrungsenergie oder wir verbrennen sie. Es ist der eine oder der andere. Wenn Essen und Fasten ausgewogen sind, gibt es keine Nettogewichtszunahme.

Wenn wir anfangen zu essen, sobald wir aus dem Bett rollen, und nicht aufhören, bis wir schlafen gehen, verbringen wir fast die gesamte Zeit im gefütterten Zustand. Im Laufe der Zeit werden wir an Gewicht zunehmen. Wir haben unserem Körper keine Zeit gelassen, um Nahrungsenergie zu verbrennen.

Um das Gleichgewicht wiederherzustellen oder Gewicht zu verlieren, müssen wir einfach die Zeit erhöhen, in der wir Nahrungsenergie verbrennen. Das ist Kurzzeitfasten. Im Wesentlichen erlaubt das Fasten dem Körper, seine gespeicherte Energie zu nutzen. Schließlich ist es dafür da. Das Wichtigste zu verstehen ist, dass daran nichts falsch ist. So sind unsere Körper gestaltet. Das machen Hunde, Katzen, Löwen und Bären. Das machen die Menschen.

Wenn Du ständig isst, wie oft empfohlen, verwendet der Körper einfach die ankommende Nahrungsenergie und verbrennt niemals Körperfett. Du speicherst es nur. Der Körper wird es für eine Zeit sparen, in der es nichts zu essen gibt. Dir fehlt das Gleichgewicht. Dir fehlt das Fasten.

Autophagie und Fasten

Was ist Autophagie?

Das Wort stammt aus dem griechischen Auto (Selbst) und Phagien (zu essen). Das Wort bedeutet also wörtlich, sich selbst zu essen. Im Wesentlichen ist dies der Mechanismus des Körpers, alle abgebrochenen, alten Zellmechanismen (Organellen, Proteine und Zellmembranen) loszuwerden, wenn nicht mehr genügend Energie vorhanden ist, um sie aufrechtzuerhalten. Es ist ein regulierter, geordneter Prozess, um Zellkomponenten abzubauen und zu recyceln.

Es gibt ein ähnliches, besser bekanntes Verfahren namens Apoptose, das auch als programmierter Zelltod bezeichnet wird. Zellen werden nach einer bestimmten Anzahl von Teilungen so programmiert, dass sie sterben. Auch wenn dies zunächst makaber klingt, sollte man sich dessen bewusst sein, dass dieser Prozess für die Aufrechterhaltung der Gesundheit unerlässlich ist. Angenommen, Du besitzt ein Auto. Du liebst dieses Auto. Du hast tolle Erinnerungen daran. Du liebst es, zu fahren.

Aber nach ein paar Jahren fängt es an, etwas verkrampft zu sein. Nach ein paar mehr sieht es nicht mehr so toll aus. Das Auto kostet jedes Jahr

Tausende von Euro für die Wartung. Ist es besser, es zu behalten, wenn es nur ein Haufen Müll ist? Offensichtlich nicht. So wirst Du es los und kaufst ein schickes neues Auto.

Das Gleiche passiert im Körper. Zellen werden alt und nutzlos. Es ist besser, wenn sie so programmiert werden, dass sie sterben, wenn ihre Lebensdauer erreicht ist. Es klingt wirklich grausam, aber das ist das Leben. Das ist der Prozess der Apoptose, bei dem Zellen vorbestimmt sind, nach einer bestimmten Zeit zu sterben. Es ist das gleiche, wie wenn man ein Auto mietet. Nach einiger Zeit wirst Du das Auto los, ob es noch funktioniert oder nicht. Dann bekommst Du ein neues Auto. Du musst Dir keine Sorgen darüber machen, dass es zu einer möglichst ungünstigen Zeit ausfällt.

Der gleiche Vorgang findet auch auf subzellulärer Ebene statt. Du musst nicht unbedingt das gesamte Auto ersetzen. Manchmal musst Du nur die Batterie austauschen, die alte herauswerfen und eine neue erhalten. Dies geschieht auch in den Zellen. Anstatt die gesamte Zelle abzutöten (Apoptose), möchtest Du nur einige Zellteile ersetzen. Dies ist der Prozess der Autophagie, bei dem subzelluläre Organellen zerstört und neue ersetzt werden. Alte Zellmembranen, Organellen und andere Zelltrümmer können entfernt werden. Dies geschieht durch Senden an das Lysosom, eine spezialisierte Organelle, die Enzyme enthält, um Proteine abzubauen.

Autophagie wurde erstmals im Jahr 1962 beschrieben, als die Forscher eine Zunahme der Anzahl der Lysosomen (des Teils der Zelle, der das Material zerstört) in Rattenleberzellen nach Infusion von Glucagon feststellten. Der mit dem Nobelpreis ausgezeichnete Wissenschaftler Christian de Duve prägte den Begriff Autophagie. Beschädigte subzelluläre Teile und nicht verwendete Proteine werden zur Zerstörung markiert und dann zu den Lysosomen geschickt, um die Arbeit zu beenden.

Einer der wichtigsten Regulatoren der Autophagie ist die Kinase, die als Säugetierziel von Rapamycin (mTOR) bezeichnet wird. Wenn mTOR aktiviert ist, wird die Autophagie unterdrückt und im Ruhezustand wird es gefördert.

Was aktiviert die Autophagie?
Nährstoffentzug ist der Schlüsselaktivator der Autophagie. Denk daran, dass Glucagon das entgegengesetzte Hormon zu Insulin ist. Wenn Insulin steigt, sinkt Glucagon. Wenn Insulin abfällt, steigt Glucagon auf. Wenn wir essen, steigt Insulin und Glucagon sinkt ab. Wenn wir nicht essen, geht Insulin runter und Glucagon steigt. Diese Zunahme an Glucagon stimuliert den Prozess der Autophagie. In der Tat bietet das

Fasten (Erhöhen des Glucagons) den größten bekannten Schub für die Autophagie.

Dies ist im Wesentlichen eine Form der Zellreinigung. Es ist die Ansammlung dieses ganzen Mülls, der für viele der Auswirkungen des Alterns verantwortlich sein kann.

Fasten hat weitaus mehr Vorteile und Funktionen, als nur die Autophagie zu stimulieren. Es tut zwei gute Dinge. Durch die Stimulierung der Autophagie beseitigen wir alle alten, Proteine und Zellteile. Zur gleichen Zeit stimuliert das Fasten auch das Wachstumshormon, das unserem Körper mitteilt, dass er mit der Produktion einiger neuer schicker Teile für den Körper beginnen soll. Wir geben unseren Körpern wirklich die komplette Renovierung.

Du musst die alten Sachen loswerden, bevor Du neue einfügen kannst. Das Fasten kann also den Alterungsprozess in gewisser Weise umkehren, indem der alte Zellmüll beseitigt und durch neue Teile ersetzt wird.

Ein streng kontrollierter Prozess

Autophagie ist ein stark regulierter Prozess. Wenn es außer Kontrolle gerät, wäre dies schädlich und muss daher sorgfältig kontrolliert werden. In Säugerzellen ist der totale Abbau von Aminosäuren ein starkes Signal für die Autophagie, aber die Rolle der einzelnen

Aminosäuren ist variabler. Die Plasmoaminosäurespiegel variieren jedoch nur wenig. Man nimmt an, dass Aminosäuresignale und Wachstumsfaktor / Insulinsignale auf dem mTOR-Weg konvergieren - manchmal auch als Hauptregulator der Nährstoffsignalgebung bezeichnet.

Während der Autophagie werden alte Zellkomponenten in die Aminosäuren (den Baustein der Proteine) zerlegt. Was passiert mit diesen Aminosäuren? In den frühen Stadien des Hungerns, beginnen die Aminosäurespiegel anzusteigen. Es wird angenommen, dass diese aus der Autophagie stammenden Aminosäuren zur Glukoneogenese in die Leber abgegeben werden. Sie können auch durch den Tricarbonsäurezyklus (TCA-Zyklus) in Glucose zerlegt werden. Das dritte mögliche Schicksal von Aminosäuren soll in neue Proteine eingebaut werden.

Die Konsequenzen der Ansammlung alter Proteine überall in der Region sind in zwei Hauptbedingungen zu sehen - Alzheimerkrankheit und Krebs. Die Alzheimerkrankheit beinhaltet die Anhäufung von abnormalem Protein - entweder Amyloid-Beta oder Tau-Protein, welches das Gehirnsystem aufheizt. Es würde Sinn machen, dass ein Prozess wie die Autophagie, die die Fähigkeit hat, altes Protein zu entfernen, die

Entwicklung von der Alzheimerkrankheit verhindern könnte.

Was macht Autophagie aus? Essen. Glukose, Insulin (oder vermindertes Glukagon) und Proteine deaktivieren diesen Selbstreinigungsprozess. Und es braucht nicht viel. Selbst eine kleine Menge Aminosäure (Leucin) kann die Autophagiekälte stoppen. Daher ist dieser Prozess der Autophagie einzigartig für das Fasten - etwas, das man bei einer einfachen Einschränkung der Kalorienzufuhr oder bei einer Diät nicht findet.

Hier gibt es natürlich ein Gleichgewicht. Sie werden krank durch zu viel Autophagie sowie zu wenig. Das bringt uns zurück in den natürlichen Kreislauf des Lebens – essen und fasten. Nicht ständige Diäten. Dies ermöglicht Zellwachstum während des Essens und zelluläre Reinigung während des Fastens - Gleichgewicht. Das Leben dreht sich um das Gleichgewicht.

Warum und für wen ist es gut?

Der offensichtlichste Vorteil des Fastens ist der Gewichtsverlust. Es gibt jedoch eine Vielzahl von Vorteilen, von denen viele weithin bekannt waren.

Die Fastenzeiten wurden oft als "Reinigung", "Entgiftung" bezeichnet. Die Idee ist jedoch die gleiche, dass aus gesundheitlichen Gründen für eine bestimmte Zeit auf Nahrung verzichtet wird. Die Menschen stellten sich vor, dass diese Zeit der Abstinenz von Nahrungsmitteln, die Giftsysteme ihres Körpers reinigen und sie verjüngen würde. Sie hatten völlig recht.

Zu den angeblichen körperlichen Vorteilen des Fastens gehören:

- Verbesserte geistige Klarheit und Konzentration
- Gewichts- und Körperfettverlust
- Senkung des Insulin- und Blutzuckerspiegels im Blut
- Umkehrung des Typ-2-Diabetes
- Erhöhte Energie
- Verbesserte Fettverbrennung
- Erhöhtes Wachstumshormon
- Cholesterin im Blut gesenkt

- Prävention der Alzheimerkrankheit (Potenzial)
- Längere Lebensdauer (Potenzial)
- Aktivierung der Zellreinigung
- Verringerung der Entzündung

Vorteile

Das Fasten bietet viele wichtige einzigartige Vorteile, die in einer typischen Ernährung nicht verfügbar sind.

Wo Diäten das Leben komplizieren, vereinfacht das Fasten alles. Während Diäten teuer sind, ist das Fasten kostenlos. Während Diäten Zeit brauchen, spart Fasten Zeit. Während Diäten unterschiedliche Wirkungen haben, hat das Fasten eine unbestrittene Wirkung. Es gibt keine wirksamere Methode, um Insulin zu senken und das Körpergewicht zu senken.

Aber Intervallfasten ist nicht jedermanns Sache

Während intermittierendes Fasten für jemanden ausgezeichnet funktionieren kann, ist es nicht für jeden geeignet.

Erstens ist es nicht etwas, was man einfach ohne nachzudenken macht. Das zufällige Überspringen von Mahlzeiten, während Du weiterhin eine Ernährung mit hohem Anteil an verarbeiteten Lebensmitteln zu Dir nimmst, hilft nicht, Fett zu verlieren oder die Gesundheit zu verbessern.

Es gibt zwar keinen "richtigen" Weg, das Fasten zu praktizieren, aber jedes anständige Protokoll wird ein gewisses Maß an Aufmerksamkeit für die Ernährungsbedürfnisse beinhalten. Du musst darauf vorbereitet sein.

Einige werden es als zu unpraktisch empfinden. Für andere überwiegen die Risiken bei Weitem die potenziellen Vorteile. In der Tat könnte Intervallfasten für manche Menschen geradezu gefährlich sein.

Bevor Du die nächste Mahlzeit auslässt, möchtest Du wahrscheinlich wissen, ob Du in diese Kategorie fällst.

Wir werden es Dir jetzt erklären:

Intervallfasten: JA!

Du wirst am wahrscheinlichsten mit Intervallfasten erfolgreich, wenn:

Du hast in der Vergangenheit eine Überwachung der Kalorien- und Nahrungsaufnahme durchgeführt
Du bist bereits ein erfahrener Sportler
Du bist alleinstehend oder hast keine Kinder
Du bist berufstätig und hast nicht viel Zeit für das Kochen

Dein Partner (wenn Du einen hast) ist äußerst hilfreich
Du bist männlich

Intervallfasten: Vielleicht...

Wenn Du die folgenden Kriterien erfüllst, solltest Du mit Vorsicht vorgehen:

Du bist verheiratet oder hast Kinder
Du hast leistungsorientierte oder kundenorientierte Jobs
Du konkurrierst in Sport / Leichtathletik

Intervallfasten: Besser nicht...

Schließlich gibt es einige Leute, die sich wirklich nicht mit dem Intervallfasten beschäftigen sollten. Mach es besser nicht, wenn:

Du bist schwanger
Du hast oder hattest eine Essensstörung
Du bist chronisch gestresst
Du schläfst nicht gut
Du bist neu in Diät und Fitness

Wenn Du Dich aber wirklich gut fühlst und denkst, dass das Intervallfasten etwas für Dich wäre, dann mach Dir keine Sorgen. Du kannst es versuchen und sehen, ob es etwas für Dich ist.

Psychologische und spirituelle Vorteile des Fastens

Während Du für den Gewichtsverlust oder für die Gesundheit fastest, solltest Du wissen, dass es auch spirituelle und psychologische Vorteile hat:

1. Disziplin
Von all den Dingen, die Du auf der Welt erreichen kannst, ist Disziplin eines der wertvollsten. Disziplin ist der Hauptfaktor, den Du brauchst, um langfristig Erfolg zu haben. Du musst den Geist aktiv trainieren. Wenn Du fastest, übst Du aktiv Disziplin aus, um sicherzustellen, dass Du dem Körper nicht erlaubst, die Entscheidungen für Dich zu treffen.

2. Geduld
Wenn Du Geduld entwickeln kannst, kannst Du jede schwierige Situation mit dem Wissen ertragen und bewältigen, dass Du es auf die andere Seite schaffst. Wenn Du auf ein Ziel wie Gewichtsabnahme hinarbeitest, kann es zu einer Selbstverleugnung kommen. Dies bedeutet nicht, dass Du niemals in der Lage sein wirst, Dich zu verwöhnen. Es bedeutet nur, dass Du eine bestimmte Sache nicht sofort haben kannst.

3. Klarheit

In vielen Fällen haben die Menschen die Kraft des Fastens durch die geistige Klarheit gespürt. So viele Menschen laufen mit Stress, Sorgen und Angst herum. Wenn Du diese Faktoren loswirst, kannst Du Dich auf eine andere Weise konzentrieren. Dies liegt hauptsächlich daran, dass Du nicht den Nebel hast, der mit geistiger Angst verbunden ist. Wenn der Verstand klar ist, wirst Du in der Lage sein, auf eine Weise zu denken, die klarer ist. Wenn der Geist klar ist, beseitigst Du Faktoren wie Angst, Sorge und Depression.

4. Konzentriertes Vertrauen auf etwas Höheres

Seit Jahrhunderten ist das Fasten als wesentlicher Bestandteil bestimmter religiöser Gruppen anerkannt. Es wird allgemein im Islam, im Judentum und im Christentum praktiziert. Die meisten Menschen, die fasten, tun dies zu bestimmten Jahreszeiten (Ramadan, Fastenzeit usw.). In diesen Zeiten beseitigen sie etwas, (Nahrung, Fernsehen, soziale Medien), um ihre Aufmerksamkeit auf Gott zu richten.

Wenn Du Dich für die Gewichtsabnahme entscheidest, fühlt sich Dein Ansatz vielleicht etwas anders an. Wenn Du jedoch einen spirituellen Glauben an eine höhere Macht aufrechterhältst, wirkt sich dies auf diese Beziehung aus. Dies liegt hauptsächlich daran, dass Du in der Lage bist, Dich auf etwas Höheres zu verlassen. Diese Praxis eignet sich besonders für Menschen, die emotionale Esser sind.

5. Vertrauen

In vielen Fällen geben sich die Menschen nicht die Gelegenheit, die Stärke zu entwickeln, die sie wirklich in sich tragen. Wenn Du in der Lage bist, Dich durch die Praxis des Fastens zu leugnen, ist dies ein Vertrauensschub. Wenn Du siehst, dass Du etwas Schwieriges erobern kannst, ändert sich Deine Sichtweise.

Dies beeinflusst auch die Art und Weise, wie Du zukünftige Herausforderungen siehst. Wenn Du eine Hürde überwinden kannst, hast Du die Sicherheit, fortfahren zu können. Wenn Du Dich mental stark fühlst, wirkt sich dies auf die Fähigkeit aus, die Situation zu betrachten, und sich der Herausforderung zu stellen.

6.Produktivität

Ein hohes Maß an Produktivität zu halten bedeutet für viele einen großen Erfolg. Während dies nicht unbedingt für jeden gilt, glauben viele Leute das. Infolgedessen suchen so viele Menschen nach Möglichkeiten, ihre Produktivität zu steigern, damit sie sich erfolgreicher fühlen können. Wenn Du einen zusätzlichen Vorteil des Fastens genießen möchtest, musst Du Dir darüber im Klaren sein, dass die Produktivität unter dieses Dach fällt. Dies liegt vor allem daran, dass die Produktivität ein Nebenprodukt der Klarheit sein kann.

Wenn Du fokussiert bist und keinen Stress im Kopf hast, erhöht dies auf natürliche Weise die Fähigkeit, mehr zu produzieren. Wenn Du fastest, braucht der Körper nicht viel Energie, um etwas anderes als Wasser zu verdauen. Infolgedessen hast Du mehr Energie, um andere Aufgaben zu erledigen.

7. Stärke

Einer der Gründe, warum Menschen Superhelden lieben ist, wegen ihrer Stärke. Obwohl Superhelden ihre Schwächen haben, können sie Wege finden, um sie zu überwinden und auf die andere Seite zu gelangen. Wenn Du in der Lage bist, schnell abzunehmen, kannst Du eine innere Kraft entwickeln, die Du auf das spirituelle Leben, persönliches Leben und berufliches Leben übertragen kannst.

Warum es gerade für Berufstätige hervorragend geeignet ist

Das Schöne an Intervallfasten ist, dass es wirklich zu einem arbeitsreichen Tag passt! Wenn Dein Geist mit anderen Dingen beschäftigt ist, scheint der Tag einfach so schnell zu verlaufen, und bevor Du es weißt, bist Du wieder bereit für einen neuen Tag des Fastens!

Viele Menschen berichten von gesteigerter kognitiver Funktion, Konzentration und Produktivität in einem Zustand des Fastens. Wenn man arbeitet, kommt man in einen sogenannten "Fließzustand". Der Geist springt nicht von einer Sache zur anderen und man arbeitet "ohne nachzudenken".

Dieser Fließzustand bedeutet, dass man vollständig in eine Tätigkeit einbezogen wird. Das Ego ist weg. Zeit vergeht. Jede Handlung, Bewegung und jeder Gedanke folgt unvermeidlich aus der vorherigen, wie das Spielen von Jazz. Dein ganzes Wesen ist involviert, und Du setzt die Fähigkeiten so gut wie möglich ein.

Intervallfasten und Arbeiten von 9 bis 5

Es gibt immer mehr Studien zum Fasten, und einige davon zeigen positive Auswirkungen auf die kognitive Funktion. Es wurden viele Arten des Fastens untersucht, sodass es schwierig ist, diejenigen festzulegen, die sich speziell auf das 16: 8- Protokoll beziehen.

Das 16: 8-IF-Protokoll
Personen, die dem 16: 8-IF-Protokoll folgen, werden normalerweise bis mindestens 12 oder 13 Uhr (Mittagszeit) fasten.
Müdigkeit nach dem Mittagessen – man kann nach dem Mittagessen eine gewisse Müdigkeit fühlen. Der Grad würde davon abhängen, was man konsumiert hat. Wenn man Kohlenhydrate vermiedet, fühlt man sich wahrscheinlich nicht so müde. Intervallfasten ist einfach ein Ernährungsprotokoll, das die Kalorieneinschränkung erleichtert. Du musst immer noch weniger Energie zu Dir nehmen, als Du verbrennst, um Körperfett abzubauen. Intervallfasten ist kein magisches Essverhalten, das Nahrung im Magen auflöst.

Gewöhnung an Hungergefühl - Durch Intervallfasten kannst Du Dich schnell an den Hunger gewöhnen. Dies ist einer der wichtigsten Aspekte beim Abnehmen.

Geld sparen– Wenn man morgens kein Frühstück mehr kaufen muss, kann man viel Geld sparen. Diese Kalorien kann man eher nachts essen und das Abendessen kochen, was immer viel billiger ist.

Die Herausforderungen des Intervallfastens bei der Arbeit

Die Kommentare - Es gibt manchmal Tage, an denen man auf das Mittagessen verzichtet, weil man keine Zeit dafür hat.

"Es ist nicht gesund, nicht zu Mittag zu essen"
"Dein Stoffwechsel wird langsamer"
"Du wirst sterben"

Wenn Du diese Kommentare hörst, lächle einfach, denn Du bist die Person, die sich damit auskennt und darüber gelesen hat. Die Leute sind immer skeptisch.

Skepsis ist keine schlechte Sache. Es gibt unzählige Beispiele in den Medien, die ungesunde Fettabbaumethoden fördern. Es ist definitiv mehr Forschung erforderlich, aber es gibt genügend Daten, damit die Menschen zumindest den Begriff Intervallfasten kennenlernen können.

Arbeitspausen am frühen Morgen und Veranstaltungen– Wenn man früh am Morgen eine Pause hat, kann es manchmal schwierig sein. Viele essen dann zu Frühstück. Oft gibt es auch Veranstaltungen, wie Geburtstage, eine Feier, usw. An diesen Veranstaltungen teilzunehmen und nicht zu essen kann hart sein. Man kann aber immer etwas zu spät kommen und darauf vorbereitet sein, dass die Leute viele verschiedene Kuchen anbieten, zu denen Du "Nein" sagen musst.

Nicht essen und arbeiten - An besonders anstrengenden Tagen könnte man ein stärkeres Hungergefühl verspüren. Mit zunehmendem Stress scheint das Verlangen nach Essen zuzunehmen. An diesen Tagen kannst Du Dir erlauben, das Fasten früher zu brechen. Erlaube Dir "etwas Trost" zu konsumieren.

Vor, während oder nach der Arbeit ins Fitnessstudio gehen
Hier solltest Du ein paar Dinge beachten, wenn Du den Fasten- und Esszeitplan festlegst.

Wenn Du morgens trainierst, bist Du besser in der Lage, ein größeres Mittagessen zu sich zu nehmen. Möglicherweise musst Du auch die Größen der Makronährstoffanteile testen, um die optimierten Energieniveaus zu bestimmen.

Wenn Du am frühen Morgen trainierst, sorge dafür, dass Du zu Mittag isst. Auch das Essen von Kohlenhydraten nach dem Training kann dazu beitragen, den Energieverbrauch für den Rest des Tages aufrechtzuerhalten.

Training nach der Arbeit

Man kann nach der Arbeit auch ins Fitnessstudio gehen. Wenn man dann fertig ist, kommt wahrscheinlich das Essensfenster danach.

Einfacher an Arbeitstagen

Die Werktage werden sich viel leichter anfühlen. Am Wochenende wird es viel einfacher, wenn man sich bewusst bemüht, morgens einen langen Spaziergang oder das Fitnessstudio zu besuchen und dann zu essen.

Die meisten Menschen finden es auch viel einfacher, an Tagen zu fasten, an denen sie arbeiten, weil sie ihre Gedanken anderswo richten können. Wenn Du die IF-Reise beginnst, empfehlen wir Dir, an einem Arbeitstag zu beginnen.

Verschiedene Methoden des Intervallfastens

Es gibt viele Varianten des Intervallfastens. Hier nennen wir die beliebtesten:

Kürzeres Fasten (<24 Stunden)
Das Fasten bietet unendlich viel Flexibilität. Du kannst so lange oder kurz fasten, wie Du möchtest, aber es gibt einige beliebte Varianten. Im Allgemeinen wird kürzeres Fasten häufiger ausgeführt. Dies sind die Kurzzeitfasten-Varianten:

16: 8
Diese Art des Kurzzeitfastens beinhaltet das tägliche Fasten für 16 Stunden. Manchmal wird dies auch als 8-stündiges Essensfenster bezeichnet. Du isst alle Mahlzeiten innerhalb von 8 Stunden und fastest für die restlichen 16 Stunden. Im Allgemeinen wird dies täglich oder fast täglich durchgeführt.

Zum Beispiel kannst Du alle Deine Mahlzeiten innerhalb der Zeit von 11:00 bis 19:00 Uhr essen. Im Allgemeinen bedeutet dies, das Frühstück zu überspringen. In der Regel nimmst Du innerhalb von 8 Stunden zwei oder drei Mahlzeiten zu Dir. Wir bevorzugen diese Variante des Kurzzeitfastens, deswegen wird weiter im Buch darüber noch gesprochen.

Wir beschreiben auch die anderen Varianten des Protokolls, nur damit Du einen Überblick bekommst.

20: 4

Dies beinhaltet ein 4-stündiges Essfenster und ein 20-stündiges Fasten. Zum Beispiel isst Du jeden Tag zwischen 14.00 und 18.00 Uhr, während Du die restlichen 20 Stunden fastest. Im Allgemeinen würde dies bedeuten, dass Du in diesem Zeitraum entweder eine oder zwei kleinere Mahlzeiten zu Dir nimmst.

Längeres Fasten (> 24 Stunden)

24-Stunden-Fasten

Diese Art des Intervallfastens beinhaltet das Fasten vom Abendessen zum Abendessen (oder zum Mittagessen). Wenn Du am ersten Tag zu Abend isst, kannst Du das Frühstück und das Mittagessen am nächsten Tag auslassen und am zweiten Tag wieder zu Abend essen. Dies bedeutet, dass Du immer noch täglich isst, jedoch nur einmal an diesem Tag. Dies würde in der Regel zwei bis drei Mal pro Woche erfolgen.

5: 2

Dies beinhaltet 5 reguläre Essentage und 2 Fastentage. An diesen zwei Fastentagen dürfen jedoch an jedem Tag 500 Kalorien verzehrt werden. Diese Kalorien können zu jeder Tageszeit konsumiert werden - entweder über den Tag verteilt oder als einzelne Mahlzeit.

36-stündiges Fasten
Dies beinhaltet das Fasten für den ganzen Tag. Wenn Du zum Beispiel am ersten Tag zu Abend isst, fastest Du für den gesamten zweiten Tag und isst bis zum Frühstück am dritten Tag nicht mehr. Dies sind im Allgemeinen 36 Stunden. Dies bietet einen stärkeren Gewichtsverlustvorteil.

Die beste Methode: 16/8

Was ist die 16: 8 Methode?
In der 16: 8-Version des Kurzzeitfastens beschränkst Du Dein Essen auf acht Stunden am Tag. Zum Beispiel zwischen 10 Uhr morgens und 6 Uhr morgens. Während dieser Zeit darfst Du essen, was Du willst. Der Stoffwechsel und die Blutzuckerkontrolle sind morgens höher, daher wird angenommen, dass die Diät wirksamer ist, wenn der Zeitrahmen früher am Tag liegt, sodass Kalorien effizienter verbrannt werden.

Während der 16-stündigen Fastenzeit solltest Du viel Wasser trinken; schwarzer Tee, grüner Tee und Kaffee sind ebenfalls gut.

Funktioniert die 16: 8-Methode?
Die Auswirkungen der 16: 8-Diät auf den Menschen wurden in Studien untersucht. Diese Methode funktioniert ausgezeichnet und hilft Dir, Körpergewicht zu verlieren und eine Verbesserung des systolischen Blutdrucks festzustellen.

Das Fasten für 16 Stunden zwingt den Körper auch zur Ketose, was bedeutet, dass der Körper Fett zu Energie verbrennt und Ketone im Urin produziert (, genau wie die Keto-Diät), die zur Gewichtsabnahme beitragen kann.

Solltest Du die 16: 8-Methode probieren?
Dieser Lebensstil hat sicherlich Nachteile. Wenn Du abends nicht isst, kann dies das soziale Leben (Abendessen und Trinken mit Freunden wird viel schwieriger) und das Privatleben beeinträchtigen, wenn Du normalerweise nachts mit dem Partner oder der Familie isst.

Basierend auf Forschungsergebnissen gibt es keinen Grund, die 16: 8-Diät nicht zu versuchen. Möglicherweise möchtest Du jedoch in den 8 Stunden in Maßen essen, anstatt alles mögliche zu essen. Das Ziel ist es, mit einem Kaloriendefizit zu enden, das nachweislich dazu beiträgt, dass Menschen Gewicht verlieren und die allgemeine Gesundheit verbessern.

Hier sind einige Empfehlungen, die Du berücksichtigen solltest:

Du kannst essen, was Du willst, wenn Du das 16: 8-Prinzip beachtest, aber Du solltest darauf achten, dass Du nicht schlecht isst.

Versuche es, verarbeitete und gebratene Lebensmittel zu vermeiden. Obwohl Du praktisch alles essen kannst, was Du möchtest, ist es ratsam, auf die Nahrung zu achten, die Du in den Körper steckst. Du willst während des Fastens keine verarbeitete oder frittierte Nahrungsmittel essen. Stattdessen solltest Du reine und nährstoffreiche Lebensmittel essen, während Du den 16: 8-Ansatz durchführst. Das bedeutet, dass man nährstoffreiches Gemüse, mageres und organisches Protein, wenig Zucker und ballaststoffreiche Kohlenhydratquellen zu sich nehmen muss.

Du möchtest auch sicherstellen, dass Du genügend Kalorien erhältst.
Die Verwaltung der Kalorienzufuhr ist ebenfalls wichtig, wenn Du das 16: 8-Prinzip einhältst, wenn Du während des Fastens nicht genügend Kalorien verbrauchst, kann dies für den Körper problematisch sein.

Es ist sehr wichtig, genügend Kalorien zu haben, damit der Körper keinen Stoffwechselstillstand auslöst und stattdessen Fett speichert. Du musst sicherstellen, dass Du nährstoffreiche Fette isst, um die Homöostase im Körper aufrechtzuerhalten, insbesondere für eine optimale Hormonproduktion.

Es gibt kein Bedauern oder Schuldgefühl bei dem 16: 8-Prinzip.

Anstelle des restriktiven Kalorien- und Kohlenhydratzählungsansatzes, der mit einigen Diäten verbunden ist, sollte es kein Bedauern oder Schuldgefühl im Zusammenhang mit dem 16: 8-Prinzip geben, da es nicht auf Deprivation beruht.

Die Menschen erholen sich und sind frustriert, wenn sie ständig eingeschränkt sind, und mit 16: 8 ist das kein Thema.

Das 16: 8-Prinzip ist sehr flexibel und kann mit jeder Diät kombiniert werden.

Es ist mit vielen Diäten kombinierbar.

Die Flexibilität des 16: 8-Prinzips ist auch vorteilhaft. Es ist flexibel genug, damit man es mit einer anderen Diät Deiner Wahl überlappt werden kann.

Das 16: 8-Prinzip ist auch nachhaltig.
Nachhaltigkeit ist ein weiterer Vorteil des Fastens. Es ist etwas, mit dem die Leute leicht Schritt halten können.

Gesunde Fette in die Ernährung aufnehmen.
Nach dem 16: 8-Prinzip zu essen bedeutet auch, gesunde Fette in die Ernährung aufzunehmen. Gesunde Fette helfen dabei, Entzündungen zu reduzieren, die Insulinsensitivität zu verbessern und einen gesunden Stoffwechsel zu unterstützen. Omega-3-Fettsäuren in gesunden Fetten unterstützen die Funktion der Schilddrüsenhormone, die das Körperfett regulieren.

Du solltest auch die Kohlenhydrate schonen, wenn Du das 16: 8-Prinzip ausprobierst.

Du solltest Brot vermeiden.
Es wird auch empfohlen, sich bei der Anwendung des 16: 8-Prinzips mit Vorsicht an einfache Kohlenhydrate zu wenden, da Kohlenhydrate kalorienreich sind und Heißhunger verursachen können. Versuche, Nudeln, Brot, Müsli, Reis, Kartoffeln und Fruchtsäfte zu vermeiden.

Es ist wichtig, sich von einem Fachmann beraten zu lassen.
Obwohl die Beachtung des 16: 8-Prinzips positive Auswirkungen auf die Gesundheit haben kann, solltest Du Dich von einem Fachmann beraten lassen, da ein medizinisch betreutes Programm dabei helfen kann, die Gesundheit und den allgemeinen Fortschritt zu überwachen.

Du möchtest immer, während des Fastens, hydratisiert bleiben.

Während des Fastens ist es wichtig, nährstoffreiches Essen zu essen, aber es ist ebenso wichtig, sicherzustellen, dass Du während des Fastens genügend Wasser trinkst. Obwohl Du die Nahrungsaufnahme einschränkst, solltest Du den Flüssigkeitsverbrauch insgesamt nicht reduzieren. Dies könnte für den Körper gefährlich sein.

Es ist jedoch wichtig, dass Du es während des Fastens nicht im Fitnessstudio übertreibst.

Wenn Du es nicht gewohnt bist, mit leerem Magen zu trainieren, dann mache Dich einfach mit Deinem Trainingsablauf vertraut oder ändere die Trainingszeit. Dräng Dich nicht; wenn Du Dich nicht wohlfühlst, willst Du es nicht übertreiben.

Fasten um abzunehmen

Wie hilft 16: 8 beim Abnehmen?
Das Intervallfasten ist ein weiteres Hilfsmittel, um beim Abnehmen zu helfen oder um ein Gewichtsabnahmeplateau zu durchbrechen.

Es bringt den Körper aus dem "Speichermodus" und mobilisiert die Fettspeicher für Energie. Dies bedeutet, dass der Körper ohne die ständige Nahrungsquelle (Kraftstoff), die Du den ganzen Tag über essen würdest, in das Fett eintauchen wird, das er bereits gespeichert hat. Deshalb finden die Menschen so viel Erfolg, wenn sie mit Intervallfasten abnehmen. Weil dies gesund und einfach ist, jeden Tag (und für viele Jahre) aufrechtzuerhalten, ist das 16: 8-Protokoll die Methode, die wir empfehlen.

Vorteile
Du kannst die Ess- und Fastenzeitfenster nach Deinem Zeitplan einrichten. Wenn das Frühstück für Dich nicht ausreicht, isst Du vielleicht von 7 bis 15 Uhr und lässt stattdessen das Abendessen aus. Du kannst das Essfenster auch ändern, wenn Du Pläne hast oder eine Party besuchen möchtest. Während des Fastens darfst Du schwarzen Kaffee und Tee trinken, und das Koffein kann dazu beitragen, den Hunger einzudämmen und das Fasten mühelos zu machen.

Da Du alle täglichen Kalorien innerhalb eines kürzeren Fensters verbrauchst, besteht ein weiterer Vorteil darin, dass Du Dich hinsetzt und größere Mahlzeiten essen kannst. Du fühlst Dich dadurch satter, als wenn Du den ganzen Tag über drei kleine Mahlzeiten zu Dir nehmen würdest. Du hast mit den Lebensmitteln, die Du zu Dir nimmst, mehr Nachsicht, sodass Du Dich für kalorienarme oder kohlenhydratreiche Lebensmittel entscheiden kannst, die Du Dir zuvor verweigert hast. Und selbst wenn Du das Frühstück überspringst, kannst Du immer noch die Frühstücksspeisen essen, die Du liebst. Du verzögerst die Mahlzeit nur bis zur Mittagszeit.

Sobald Du die erste Fastenwoche hinter Dir hast, wirst Du nicht einmal hungrig sein und Du wirst Dich fragen, warum Du diese Mahlzeit all die Jahre gegessen hast! Du sparst Geld und Zeit beim Kauf und Zubereiten von Lebensmitteln und kannst die Gehirnkraft anderen Bereichen des Lebens widmen. Du fühlst Dich weniger aufgebläht, klarer und leichter in Körper und Geist. Das 16: 8-Protokoll ist auf lange Sicht einfach zu warten, insbesondere um das Gewicht zu halten, sobald Du das Ziel erreicht hast.

Nachteile

Die erste Woche oder zwei sind härter. Die Tatsache, dass Du hungrig, gereizt und energiesparend bist, und ein wenig traurig, dass Du nicht essen kannst, wenn alle anderen essen, kommt nicht herum. Aber sobald sich der Körper anpasst, wirst Du Dich unglaublich fühlen.

Wenn Du eine Familie hast, kann es schwierig sein, Mahlzeiten zu überspringen. Daher musst Du den einfachsten Zeitplan auswählen. Wenn das Abendessen in Deinem Haus eine große Sache ist, beende das Essen um 19.00 Uhr. Du musst möglicherweise auch die Trainingsroutine ändern. Wenn Du um 5 Uhr morgens trainierst, kann es zu lange dauern, bis Du mittags essen kannst.

Ein großer Nachteil bei jeder Form von Intervallfasten sind die Kommentare, die Du von anderen Leuten erhalten kannst, die das nicht verstehen und die den typischen alltäglichen Lebensstil, den wir alle gelernt haben, gewohnt sind. Vielleicht möchtest Du es in den ersten Wochen für Dich behalten. Sobald die Leute die positiven Ergebnisse sehen und anfangen zu fragen, was Du getan hast, kannst Du darüber sprechen.

Tipps

Stelle sicher, dass Du mindestens sieben Stunden pro Nacht Schlaf bekommst.

Genug Schlaf ist sehr wichtig, damit Du Energie für alles hast. Da Du Dich in den ersten Wochen vielleicht hungrig und müde fühlen wirst, möchtest Du vielleicht im Fitnessstudio weniger intensiv trainieren oder das Training für das Gehen tauschen, bis sich der Körper anpasst.

Fastenfehler

Denk daran, dass, nur weil Du eine Mahlzeit ausgelassen hast, dies nicht bedeutet, dass Du während des Fütterungsfensters so viel essen kannst, wie Du möchtest. Wähle gesunde, nährstoffreiche Vollwertkost. Iss, bis Du satt bist, aber nicht vollgestopft, und konzentriere Dich auf Protein, gesunde Fette, komplexe Kohlenhydrate und reichlich Ballaststoffe.

Brich es langsam

Führe nach dem Fasten schrittweise Lebensmittel ein. Anstatt Dein System mit einer großen, fetten Mahlzeit zu schocken, iss zunächst leichte Mahlzeiten, die Vollwertkost, wie frische Produkte und mageres Fleisch enthalten. Das Verdauungssystem braucht Zeit, um sich auf die Vollzeitarbeit einzustellen.

Hunger während des Fastens

Iss ballaststoffreiche Lebensmittel wie Nüsse, Bohnen, Obst und Gemüse sowie proteinreiche Lebensmittel wie Fleisch, Fisch, Tofu oder Nüsse während des Essens. Auch das Kauen von Ballaststoffen kann helfen.

Trinke viel Wasser. Die Leute neigen dazu zu denken, dass sie Hunger haben, wenn sie wirklich nur Durst haben.

Gönne Dir schwarzen Kaffee oder Tee oder Kräutertees mit Zimt. Diese Getränke können appetitanregende Wirkungen haben.

Weniger fernsehen
Wir wissen, das hört sich merkwürdig an, aber während Du fernsiehst, wirst Du mit Dutzenden von Anzeigen mit Lebensmittel bombardiert. Das kann Dich hungrig machen, wenn Du tatsächlich überhaupt keinen Hunger hast.

Denk daran, dass "ein wenig Hunger" das Beste ist, was Dir passieren kann. Es ist eine "wahre Verbindung zwischen Körper und Geist", die Dir hilft, Fülle zu erkennen.

Niedrige Energie und Fokus
Versuche es, schwarzen Kaffee zu trinken: Er verbessert die Konzentration und Energie und hat keine Kalorien.

Atme tief ein und gönne Dir eine Pause: Achtsamkeit und ein bisschen Meditation können dazu beitragen, dass Du Dich während der Fastenzeit besser fühlst.

Konsistenz
Dies ist wahrscheinlich der wichtigste Tipp. Die beste Diät ist die, die Du auf lange Sicht einhalten kannst. Und auf lange Sicht bedeutet für immer. Die gesunde Ernährung sollte Teil des Lebensstils sein.

Ja, Du kannst Dich wahrscheinlich für einige Monate an jede Art von Diät halten. Du kannst damit 10 Kilo abnehmen, aber was passiert danach? Wenn es nicht etwas ist, an das Du festhalten kannst, gewinnst Du wieder alles Fett zurück.

Mach Intervallfasten zu einem Teil des Lebensstils. Pass die Fasten- und Essfenster so an, dass sie Dein soziales Leben nicht zu sehr beeinträchtigen, iss Lebensmittel, die Du magst, und genieße das Leben.

7-Tage Programm für den effektiven Start

Hier ist ein effektiver Plan für das Intervallfasten, wo wir Dir Vorschläge für Mahlzeiten für eine ganze Woche geben. All das mit den genauen Rezepten für die Gerichte. Du kannst Dich für das Protokoll entscheiden, das für Dich am besten arbeitet und die Mahlzeiten so verteilen, wie es für Dich passt.

Montag
Mahlzeit Nr. 1: Chia-Pudding
ZUTATEN
1/2 Tasse Haferflocken
1/4 Tasse Chia Samen
1 Tasse Milch oder Wasser
Prise Salz und Zimt
Ahornsirup oder anderes Süßungsmittel nach Geschmack
1 Tasse gefrorene Beeren nach Wahl
Joghurt zum Topping
Beeren zum Topping
ANLEITUNG
Lege Hafer, Samen, Milch, Salz und Zimt in ein Glas mit Deckel. Stell es über Nacht in den Kühlschrank. Die Beeren pürieren. Rühre Hafer unter das gefrorene Beerenpüree und gieße es mit Joghurt und weiteren Beeren, Nüssen, Honig und was Dir gefällt.

Snack: Obst nach Wahl

Mahlzeit Nr. 2: Chinesischer Hühnersalat

ZUTATEN
Für das Dressing:
1 Teelöffel gehackter Knoblauch
1/4 Tasse Natrium-reduzierte Sojasoße
2 Esslöffel Reisessig
1 1/2 Esslöffel Honig
Prise gemahlener Ingwer
Für den Salat:
1 Tasse gekochte Hühnerbrust, gehackt oder geschreddert
1 Tasse geschälte Bohnen, gekocht
2 mittlere Paprikaschoten, gewürfelt
1 Tasse geriebene Möhren
4 Tassen dreifarbiger Krautsalatmix
1/2 Tasse gehackter Koriander
3 grüne Zwiebeln, gehackt, optional
1/4 Tasse geröstete Mandeln, optional
1 Esslöffel Sesam, optional
ANLEITUNG
Mische den Knoblauch, die Sojasoße, den Reisessig, den Honig und den Ingwer in einer kleinen Schüssel, um das Dressing herzustellen. Hühnchen, Bohnen, Paprika, Karotten und Krautsalat in eine große Schüssel geben. Mischen. Füge das Dressing zum Salat hinzu und mische es, bis der Salat vollständig überzogen ist. Den Koriander dazugeben und nochmals mischen. Streue die Frühlingszwiebeln, die gerösteten Mandeln und die Sesamkörner

darüber, falls gewünscht. Sofort servieren oder abkühlen lassen, um den bestmöglichen Geschmack zu erzielen.

Snack: Proteinriegel

Mahlzeit Nr. 3: Scharfes Hühnchen-Chili
ZUTATEN
1 Esslöffel Rapsöl
1 Tasse gehackte rote Zwiebel
1 Tasse gehackter grüner Pfeffer
2 Knoblauchzehen, fein gehackt
2 Jalapeños, dünn geschnitten
500g gemahlenes Huhn
1/4 Tasse Chilipulver
2 Tassen zerquetschte Tomaten
1 Esslöffel Hühnerbrühe
1 Esslöffel brauner Zucker
1 Esslöffel Apfelessig
1 Esslöffel scharfe Soße
1 Esslöffel Salz
2 Dosen dunkelrote Bohnen

ANLEITUNG
In einem großen Ofen erhitzt Du Rapsöl bei starker Hitze. Zwiebel, Pfeffer, Jalapeños und Knoblauch hinzufügen. Bei mittlerer Hitze kochen, bis die Zwiebel weich ist (etwa fünf Minuten). Füge Hühnerfleisch hinzu und rühre, um die Klumpen aufzubrechen, bis das Huhn seine rosafarbene Farbe verliert (ungefähr fünf Minuten). Chilipulver einrühren und eine Minute kochen. Tomaten, Brühe, Zucker, Essig, scharfe

Soße und Salz einrühren. Hitze reduzieren abdecken und köcheln lassen, oft rühren, bis der Chili dickflüssig ist (ca. 45 Minuten). Bohnen unterrühren, kochen, bis sie durchgeheizt sind, ca. 15 Minuten. Decke die letzten 15 Minuten auf. Genießen!

Dienstag
Mahlzeit Nr. 1: Minze -Proteinshake
ZUTATEN
Griechischer Joghurt 3/4 Tasse
1/4 Tasse frische Minze, fest verpackt
1 Tasse Mandelmilch
1/4 Tasse dunkle Schokoladenchips
1 Tasse Babyspinat
1 Esslöffel Ahornsirup
2 Tassen Eis
ANLEITUNG
Misch alle Zutaten zusammen, bis alles glatt ist.

Snack: Nüsse

Mahlzeit Nr. 2: Veganer Kichererbsensalat
ZUTATEN
Für das Dressing:
3 Esslöffel Tahini
1 1/2 Esslöffel natives Olivenöl
2 Esslöffel reiner Ahornsirup
2 Esslöffel Wasser
Saft einer halben Zitrone
2 Teelöffel Apfelessig
1 Esslöffel Currypulver
1 Teelöffel Kurkuma

1/2 Teelöffel Salz
Frisch gemahlener schwarzer Pfeffer
Für den Salat:
200g Kichererbsen
1/2 Tasse Frühlingszwiebeln, gehackt
1/2 Tasse Koriander, gehackt
1 Paprika, gehackt
1/2 Tasse Rosinen
1/2 Tasse Cashewnuss, gehackt
ANLEITUNG
Alle Zutaten für das Dressing in einer kleinen Schüssel verquirlen. Salatzutaten in eine große Schüssel geben. Füge Dressing hinzu, mischen.

Snack: Obst nach Wahl

Mahlzeit Nr. 3: Mexikanischer Tempeh-Quinoa-Salat

ZUTATEN
1 Tasse Quinoa
2 Tassen Wasser
1 Esslöffel Olivenöl
1/2 Zwiebel, gehackt
1 rote Paprika, gewürfelt
1 Packet Tempeh, in mundgerechte Stücke gewürfelt
1 Tasse Salsa
Saft aus einer Limette
1 Teelöffel Kümmel
1/4 Teelöffel Cayennepfeffer
1/4 Teelöffel Salz
1/4 Teelöffel Pfeffer

1 Dose schwarze Bohnen
1 Tasse frischer Mais
1/2 Tasse Kirschtomaten, halbiert
2 Esslöffel frischer Koriander
Salz und Pfeffer abschmecken
1 Avocado, gewürfelt
ANLEITUNG
Quinoa und Wasser bei starker Hitze in einen überdachten Topf geben. Sobald es zu kochen beginnt, reduziere die Temperatur und koche 20 Minuten lang oder bis das Wasser absorbiert ist und die Quinoa flaumig ist.
Während die Quinoa kocht, bereite das Tempeh vor. Das Öl in einer Pfanne bei mittlerer Hitze erhitzen und die gehackte Zwiebel hinzufügen. 5 Minuten kochen lassen. Paprikawürfel, Tempeh, Salsa, Limettensaft, Kümmel, Cayennepfeffer, Salz und Pfeffer hinzufügen. Koche die Tempeh-Mischung unter gelegentlichem Rühren etwa 15 Minuten lang. Sobald die Quinoa und Tempeh gegart sind, gieße beide in eine Glasschüssel und mische sie zusammen. Bohnen, Mais, Tomaten, Koriander und etwas Salz und Pfeffer hinzufügen und gut mischen. Mit ein paar Stücken Avocado-Würfeln servieren.

Mittwoch
Mahlzeit Nr. 1: Veganer Vanilleprotein-Shake
ZUTATEN
1/2 Tasse weicher Tofu
1 Tasse Vanille-Sojamilch
1 gefrorene Banane
1/2 Esslöffel Erdnussbutter

ANLEITUNG
Gib alles in einen Mixer und mische alles glatt, etwa eine Minute. Genießen!

Snack: Joghurt

Mahlzeit Nr. 2: Thunfischsalat-Pita-Sandwiches
ZUTATEN
2 Vollkorn-Pitas
Thunfisch
Zitronensaft
2 TL Olivenöl
1/2 kleine Zwiebelwürfel
1/2 Tasse gewürfelte rote Paprika
1 EL gehackte Petersilie
Salz und Pfeffer
ANLEITUNG
Thunfischdose öffnen, abtropfen lassen und in eine Schüssel geben. Zitronensaft und Olivenöl einrühren. Füge Paprika, Zwiebel und Petersilie hinzu. Salz und Pfeffer abschmecken. Gib alles in die Pita und essen!

Snack: Proteinriegel

Mahlzeit # 3: Asiatischer gebratener "Reis"
ZUTATEN
3 Scheiben Speck, in 1/4-Zoll-Stücke geschnitten
1 mittlerer Blumenkohlkopf, in gleichmäßige Stücke geschnitten
2 große Eier
Koscheres Salz
Frisch gemahlener schwarzer Pfeffer

2 Esslöffel Ghee (oder Fett nach Wahl)
1 kleine gelbe Zwiebel, gehackt
100g Pilze, dünn geschnitten
1 Stück frischer Ingwer, geschält und fein gerieben (ca. 1 Esslöffel)
2 Esslöffel Kokosnussaminos
1 Teelöffel Kokosessig
1 Teelöffel Paleo-Fischsoße
2 Frühlingszwiebeln, dünn geschnitten
2 Esslöffel gehackter Koriander

ANLEITUNG

Den Speck in einer großen Pfanne bei mittlerer Hitze kochen und gelegentlich umrühren. Nach ca. 15 Minuten den knusprigen Speck auf einen mit Papierhandtüchern gesäumten Teller mit einem geschlitzten Löffel geben. Während Du den Speck knusprig machst, wirf den Blumenkohl in eine Küchenmaschine und pulsiere es, bis er die Größe von Reiskörnern hat. In einer kleinen Schüssel die Eier mit Salz und Pfeffer abschmecken. Gieß die Eier in den heißen Speck und brate ein dünnes Eieromelett. Nimm das Omelett aus der Pfanne, schneide es in Bänder und lege es beiseite. Den Ghee in der gleichen Pfanne mit mittlerer Hitze schmelzen und die Zwiebeln zusammen mit einem Spritzer koscherem Salz und Pfeffer hinzufügen. Sobald die Zwiebeln weich und durchscheinend sind, ca. 5 Minuten, die in Scheiben geschnittenen Pilze einwerfen. Wenn die Champignons gebräunt sind, füge den geriebenen Ingwer hinzu und rühre 30 Sekunden lang um, damit er eingearbeitet wird.

Füge den Blumenkohlreis hinzu, würze ihn mit etwas Salz und Pfeffer und misch die Zutaten zusammen. Leg einen Deckel auf die Bratpfanne, stelle die Hitze auf niedrig und koche es 5 Minuten lang. Der "Reis" ist fertig, wenn er zart aber nicht matschig ist.
Mit Kokosnussamino, Kokosessig und Fischsoße würzen. Vor dem Servieren die Frühlingszwiebeln, den Koriander, das in Scheiben geschnittene Omelett und den knusprigen Speck dazugeben.

Donnerstag
Mahlzeit Nr. 1: Eiermuffins
ZUTATEN
3 Tassen Grünkohl
1/4 kleine Zwiebel, gewürfelt oder 4 Frühlingszwiebeln, fein geschnitten
2 Esslöffel frischer Koriander, gehackt
1 Jalapeño, sehr fein gewürfelt
1 Esslöffel getrockneter Oregano
11 Eiweiß
7 ganze Eier
Salz und Pfeffer
ANLEITUNG
Ofen vorheizen auf 375 ° F. Ein Muffin-Backblech mit Kochspray einsprühen und mit Muffin-Papier (optional) auslegen. In einer mittelgroßen mikrowellenfesten Schüssel wird Grünkohl 2–3 Minuten lang in der Mikrowelle mit Dampf zubereitet, bis er weich und verwelkt ist. In eine große Schüssel geben und beiseite stellen. Füge in der gleichen mikrowellenfesten Schüssel etwa

1 Minute lang gewürfelte Zwiebeln hinzu. Zwiebeln in die Schüssel geben. Füge der gleichen Zwiebel- / Grünkohlmischung Koriander, Oregano, Jalapeño, Salz und Pfeffer hinzu. Rühren, um zu kombinieren. Für jetzt beiseite stellen. In einer separaten großen Schüssel ganze Eier, Eiweiß, Salz und Pfeffer verquirlen. Verteile die Gemüsemischung gleichmäßig in die 12 Muffinbecher.
Verteile die Eimischung gleichmäßig zwischen den Tassen und gieße die Gemüsemischung darüber. Backe ungefähr 30 Minuten, bis die Muffins goldbraun und aufgebläht sind.

Mahlzeit Nr. 2: Brokkoli-Krautsalat
ZUTATEN
1/2 Tasse normaler Joghurt
1 Teelöffel Zitronensaft
1 Esslöffel Apfelessig
2 Esslöffel Blauschimmelkäse zerbröckelt
2 Tassen Krautsalat
100g Hähnchenbrust, gegrillt oder gebacken
1 Teelöffel geschnittene Frühlingszwiebeln
ANLEITUNG
Mische Joghurt, Zitronensaft, Apfelessig und Blauschimmelkäse in einer kleinen Schüssel. Gut mischen. Füge in einer anderen Schüssel den Krautsalat hinzu, gieße dann das Dressing hinzu und mische alles gut, bis der gesamte Krautsalat gleichmäßig aufgetragen ist. Mit der Hühnerbrust die Kruste auffüllen und Frühlingszwiebeln darüber streuen. Genießen!

Snack: Dunkle Schokolade und Mandeln

Mahlzeit Nr. 3: Zitronen-Knoblauch-Hähnchenkeulen

ZUTATEN
Koscheres Salz
Pfeffer, frisch gerissen
10-16 Hähnchenkeulen
1 Esslöffel Olivenöl
4 Esslöffel Butter
3 Knoblauchzehen, fein gehackt
1 Zitronenschale plus 1 Esslöffel Zitronensaft
2 Esslöffel Petersilie, gehackt
ANLEITUNG
Das Hünchen großzügig mit Salz und Pfeffer würzen und 30 Minuten bei Raumtemperatur stehen lassen. Erhitze eine 12-Zoll-Pfanne mit starkem Boden (vorzugsweise nicht klebend) bei mittlerer Hitze. Füge das Öl und die Hälfte der Butter hinzu. Wenn die Butter aufschäumt, brate das Hünchen an allen Seiten stapelweise an. Übertrage es auf einen Teller. Reduziere die Hitze auf mittlere Stufe, gib das Hünchen wieder in die Bratpfanne, und koche für 20-25 Minuten. Entferne den Deckel und füge die restliche Butter, Knoblauch, Zitronenschale und Zitronensaft hinzu. Nimm die Bratpfanne von der Hitze und lass die Aromen ein paar Minuten ziehen. Mit Petersilie bestreuen und heiß servieren.

Freitag

Mahlzeit Nr. 1: Schokoladen-Kokosnuss-Proteinbällchen mit 50 Kalorien
ZUTATEN
1 Tasse rohe Mandeln
1 Tasse goldene Rosinen
1 1/2 Messlöffel Proteinpulver auf Schokoladenbasis
1/8 Teelöffel Meersalz
2 Esslöffel ungesüßte Kokosraspeln
ANLEITUNG
Füge Mandeln zu einer Küchenmaschine hinzu. Verarbeite die Nüsse ein paar Minuten, bis eine cremige Mandelbutter entsteht.
Rosinen dazugeben und glatt rühren. Füge das Proteinpulver und Salz hinzu; mischen, bis alles gut vermischt ist. Rolle den Teig zu 24 Kugeln, bestreiche jede Kugel mit Kokosraspeln und lege sie auf einen Teller oder eine Pfanne.

Snack: Gekochte Eier

Mahlzeit Nr. 2: Tacosalat
ZUTATEN
1 Esslöffel Olivenöl
1/2 Jalapeño, in dünne Scheiben geschnitten
1 Knoblauchzehe, gehackt
500g Rinderhackfleisch
3/4 Teelöffel plus 1/2 Teelöffel Kreuzkümmel
1/2 Teelöffel Chilipulver
3/4 Teelöffel plus 1/2 Teelöffel Salz
1/2 Teelöffel plus 1/4 Teelöffel schwarzer Pfeffer
1 Kopf roter Blattsalat

1/2 Tasse schwarze Bohnen aus der Dose, gespült
3/4 Tasse Käse, zerbröckelt
3 Radieschen, dünn geschnitten
2 grüne Zwiebeln, in dünne Scheiben geschnitten
1 Tasse Tortillachips, zerbröckelt
1 Tasse Kirschtomaten, halbiert
5 Esslöffel natives Olivenöl
1 große Limette, entsaftet
3 Esslöffel gehackter Koriander
ANLEITUNG
Das Olivenöl in einer großen Pfanne erhitzen. Füge die Jalapeños und den Knoblauch hinzu und koche ungefähr eine Minute lang. Das Rinderhackfleisch, 3/4 Teelöffel Kreuzkümmel, Chilipulver, 3/4 Teelöffel Salz und 1/2 Teelöffel Pfeffer hinzufügen. Umrühren, um das Rinderhackfleisch aufzubrechen und ca. 10 Minuten kochen. Beiseite legen. Salat waschen und trocknen. Zerreißen. Verteile es auf zwei große Schüsseln. Die Bohnen, Käse, Radieschen, Frühlingszwiebeln, Tomaten und Tortilla-Chips gleichmäßig anrichten. Die Rinderhackmischung zwischen den beiden Schüsseln aufteilen. Kombiniere in einer anderen kleinen Schüssel 1/2 Teelöffel Kreuzkümmel, 1/2 Teelöffel Salz, 1/4 Teelöffel schwarzer Pfeffer und gehackten Koriander. Limettensaft und Olivenöl hinzufügen. Mischen. Dressing gleichmäßig über Salat gießen und zusammen werfen.

Snack: 1 Dose Bohnen

Mahlzeit Nr. 3: Thai-Zitrus-Hühnersalat
ZUTATEN
Für den Salat:
1 Hühnerbrust, gewürfelt
1 Knoblauchzehe, gehackt
1/2 Tasse Kohl, gerieben
1 Tasse Rotkohl
1 Tasse Papaya, in Streichhölzer geschnitten
1 Tasse Möhren, gerieben
1/2 Tasse Daikon, geschreddert
1/4 Tasse Frühlingszwiebel, gehackt
1/4 Tasse Koriander, gehackt
1 Esslöffel Olivenöl
Salz
Pfeffer
1/2 Limette, in Keile schneiden
Für das Dressing:
1 Esslöffel frischer Limettensaft
1 Esslöffel Sojasoße
1 Esslöffel Fischsoße
1 Teelöffel Reisessig
1 Teelöffel Zucker
1/2 Teelöffel Olivenöl
2 Knoblauchzehen, gehackt
1/2 bis 1 Jalepeno oder nach Geschmack
ANLEITUNG
Die gewürfelte Hühnerbrust mit Salz und Pfeffer bestreuen und gehackten Knoblauch dazugeben. Für ein paar Minuten beiseite stellen. Bei mittlerer Hitze eine Pfanne oder erhitzen und Olivenöl hinzufügen. Wenn das Öl heiß ist, die Hühnerbrust hinzufügen und kochen, gelegentlich braun auf beiden Seiten. Nach

sieben Minuten entfernen. Saft aus einem Limettenschnitz auf das Huhn drücken und beiseite stellen. Mische in einer großen Schüssel den Rest der Salatzutaten. Beiseite legen. In einer kleinen Schüssel alle Zutaten für das Salatdressing zusammenmischen. Das Dressing in einen Mixer geben und mischen. Füge Hühnchen und Dressing zu Salat hinzu und mische, um zu kombinieren.

Samstag

Mahlzeit Nr. 1: Karlie Kloss's Protein-Smoothie
ZUTATEN
1 Tasse ungesüßte Mandelmilch
1 Messlöffel Schokoladenproteinpulver nach Wunsch
1 Banane
1 Tasse Brombeeren
ANLEITUNG
Alle Zutaten im Mixer mischen und glatt rühren.

Snack: Samen-mix

Mahlzeit Nr. 2: Avocado-Hühnersalat
ZUTATEN
1/4 Avocado
2 Esslöffel Joghurt
1 Teelöffel Zitronensaft
3/4 Tasse geriebenes Huhn, vorgekocht
1 englischer Vollkorn-Muffin
Eine Handvoll Salat oder Sonnenblumensprossen
2 Scheiben Tomate
ANLEITUNG

In einer kleinen Schüssel die Avocado mit Joghurt und Zitronensaft zerdrücken, bis sie vollständig vermischt sind. Füge das Huhn in die Schüssel und mische es mit einem Löffel, bis alles Huhn überzogen ist. Serviere den Hühnersalat auf einem Salatbett oder teil ihn auf zwei englische Muffins mit einer Tomatenscheibe und Sonnenblumensprossen.

Snack: Proteinriegel

Mahlzeit Nr. 3: Mediterischer Quinoasalat

ZUTATEN
Für das Dressing:
3 Esslöffel Zitronensaft
2 Esslöffel Rotweinessig
1/2 Esslöffel Olivenöl
Prise Oregano
Für den Salat:
1 Tasse Quinoa, gekocht
2 Tassen Spinat
1 rote Paprika, gewürfelt
10 Traubentomaten, halbiert
10 Kalamata-Oliven, in Scheiben geschnitten
1/4 Tasse Feta-Käse
ANLEITUNG
Alle Zutaten für das Dressing in einer kleinen Schüssel verquirlen. Beiseite legen.
In einer großen Schüssel Quinoa, Spinat und etwa die Hälfte des zubereiteten Dressings mischen. Mit einem Holzlöffel gut mischen. Füge

Paprika, Tomaten, Oliven und den Rest des Dressings in die Schüssel. Gut mischen.

Sonntag

Mahlzeit Nr. 1: Paleo-Frühstücksbar

ZUTATEN

1 Tasse getrocknete Kokosnuss
1/2 Tasse geschälte Hanfsamen
1/2 Tasse Sesamsamen
1/2 Tasse Kürbiskerne
1 1/2 Tassen gemischte Nüsse, die in kleine Stücke geschnitten wurden
1/2 Tasse Rosinen
1 TL gemahlener Zimt
1/2 Tasse Cashewbutter oder Nussbutter Deiner Wahl
4 EL Ahornsirup oder Dattelpaste
1 TL Vanilleextrakt

ANLEITUNG

Ofen auf 180 ° C vorheizen und eine Brownie-Form mit Pergamentpapier auslegen.
Kombiniere in einer großen Schüssel Kokosnuss, Samen, Nüsse, Rosinen und Zimt.
In einem großen Topf die Cashewbutter mit dem Ahornsirup bei mittlerer Hitze schmelzen. Sobald es gut und geschmeidig ist, vom Herd nehmen und den Vanilleextrakt einrühren. Füge den Inhalt der Schüssel zum Kochtopf hinzu und mische, bis alles gut vermischt ist. Wenn nötig, kannst Du einen kleinen Tropfen Wasser hinzufügen, um das Zusammenkleben zu erleichtern. Übertrage es in die Form und drücke so fest wie möglich nach unten, um eine flache,

gleichmäßige Schicht zu erhalten. Ca. 15 Minuten backen, bis sie goldbraun sind. Vor dem Schneiden in 12 Riegel vollständig abkühlen lassen.

Snack: Karotten und Hummus

Mahlzeit Nr. 2: Zerschmetterter Avocado-Kichererbsensalat
ZUTATEN
1 reife Avocado
1/4 Tasse Tahini Dressing
Saft aus 1/2 Zitrone
1 Dose Kichererbsen
1/2 Gurke, gewürfelt
2 Stangen Sellerie, gehackt
1 große Karotte, gehackt
2 Esslöffel frischer Dill
3 Esslöffel gesalzene Sonnenblumenkerne
Meersalz und Pfeffer zum Abschmecken
2 englische Muffins
8 Kirschtomaten, halbiert
ANLEITUNG
Avocado, Tahini, Saft einer halben Zitrone und Kichererbsen in eine Schüssel geben. Zerschlag diese Zutaten mit einer Gabel oder einem Kartoffelstampfer, bis sie grob zerdrückt sind. Gurke, Sellerie, Karotte, Dill und Sonnenblumenkerne dazugeben und mischen. Mit Salz und Pfeffer würzen. 1/4 der Kichererbsenmischung auf einen halben Muffin geben, mit vier Scheiben Kirschtomaten bestreuen und genießen!

Snack: Zucchini-Chips

Mahlzeit Nr. 3: Erdnuss-Hünchen und Gemüse
ZUTATEN
FÜR DIE ERDNUSS-SOßE:
1/3 Tasse cremige Erdnussbutter
1 Esslöffel Sesamöl
1 Esslöffel frisch gepresster Limettensaft
2 Knoblauchzehen - gehackt
1 Esslöffel frischer Ingwer
1 Esslöffel natriumarme Sojasoße
2 Teelöffel Honig
5-6 Esslöffel Wasser
1/2 Teelöffel Paprikaflocken
FÜR DAS HUHN UND GEMÜSE:
2 Tassen gekochtes, zerkleinertes Hähnchen
1 Esslöffel natives Olivenöl
3 Tassen gehackte Brokkoliblütchen - etwa 1 kleiner Kopf
2 große rote Paprika - in dünne Scheiben schneiden
2 mittelgroße Karotten - geschält
1 kleines Bündel Frühlingszwiebeln
1 Tasse geschälte Edamame
2 Knoblauchzehen - gehackt
1 Esslöffel frischer Ingwer
1 Esslöffel natriumarme Sojasoße
Gekochter brauner Reis - Quinoa, Soba - Nudeln oder braune Reisnudeln
Zum Belag: gehackte frische Koriander - gehackte Erdnüsse, geröstete Sesamsamen,

zusätzliche Frühlingszwiebeln, zusätzliche rote Pfefferflocken

ANLEITUNG

In einem kleinen Topf bei mittlerer Hitze die Soße-Zutaten verrühren: Erdnussbutter, Sesamöl, Limettensaft, Knoblauch, Ingwer, Sojasoße, Honig, 5 Esslöffel Wasser und rote Pfefferflocken. Erhitzen und rühren, bis die Sauce glatt ist und etwas dick wird. Wenn die Soße dicker ist, füge etwas Wasser hinzu. Füge das Hühnchen hinzu und wirf es in die Soße. Schalte die Hitze aus und deck den Topf ab, um das Huhn warm zu halten.

In der Zwischenzeit das Olivenöl in einer großen Antihaftpfanne oder einem Wok erhitzen. Brokkoli, Paprika, Karotten und weiße und hellgrüne Teile der Frühlingszwiebeln hinzufügen. Koche das Gemüse ca. 6 bis 8 Minuten, bis es knusprig ist. Edamame, Knoblauch, Ingwer, Sojasoße und die grünen Teile der Frühlingszwiebeln hinzufügen. Rühre, um zu beschichten und 1 zusätzliche Minute zu kochen.

Zum Servieren den Reis in einzelne Servierschüsseln geben. Mit Gemüse, Erdnusshuhn und anderen gewünschten Toppings belegen. Heiß genießen.

Die richtige Motivation, um durchzuhalten

Wenn man mit etwas beginnt, das neu ist, braucht man die richtige Motivation, um zu starten, aber auch um durchzuhalten. So ist es auch beim Kurzzeitfasten. Du brauchst die richtige Motivation, damit alles klappt. Hier haben wir einige Tipps für Dich:

Finde einen Partner

Studien haben gezeigt, dass ein Freund, der auch in der gleichen Lage ist wie Du und einen gesunden Lebensstil praktiziert, zu mehr Erfolg führen wird. Du verlierst mehr an Gewicht und bleibst länger beim Programm.

Da wir die Vorteile des Internets haben, muss der Freund, den Du auswählst, nicht in Deiner Stadt sein. Vielleicht möchte ein Facebook-Freund, der sogar in einem anderen Land lebt, an Deiner Lebensstiländerung teilnehmen oder Du kannst einem Online-Forum oder einer Community beitreten.

Lies Artikel, Bücher und gucke Videos.

Manchmal ist alles, was Du brauchst, um motiviert zu werden oder zu so bleiben, etwas zu sehen oder zu lesen, das Dich inspiriert. Wenn

Du einen Blog oder verschiedene Artikel liest oder einen Videoclip über die erfolgreichen Körper- und Lebensstilumwandlungen einer anderen Person schaust, kann dies sehr wirkungsvoll sein und dazu beitragen, dass Du Dich an die Aufgabe hältst, an dem neuen gesunden Lebensstil festzuhalten.

Ein kurzfristiges Ziel mit Belohnung.

Wähle ein Ziel, das Du in relativ kurzer Zeit erreichen kannst, und belohne Dich, nachdem Du dieses Ziel erreicht hast, mit etwas, das nicht mit Fast Food in Verbindung steht, z. B. einer Massage oder dem Kauf neuer Trainingskleidung.

Wenn Du Essen zu der ultimativen Belohnung machst, wirst Du ständig das Gefühl haben, sich selbst zu berauben, wenn Du diese lohnenden Nahrungsmittel nicht isst. Wähle stattdessen eine Belohnung aus, die für Dich von Bedeutung ist, aber Du musst nicht den Fortschritt, den Du erzielt hast, sabotieren.

Erkenne, dass Dir ein gesunder Lebensstil gut tun wird

Wenn Du Dich selbst belohnst, ist dies möglicherweise nicht der Trick, um motiviert zu bleiben, als ob Du Dich selbst „bestraft" hättest, weil Du kein Ziel erreicht hast.

Einen gesunden Lebensstil zu führen bedeutet, gut zu essen, zu fasten, richtig zu trainieren und so weiter, bedeutet nicht, dass dies etwas wie eine Bestrafung ist. Möglicherweise hast Du jahrelang gedacht, dass es so ist, und Du musst diese Denkweise tatsächlich vollständig umkehren.

Wenn Du Motivation brauchst, schließe Deine Augen und stelle Dir vor, wie Dein Leben in der Zukunft aussehen wird – drei, sechs, oder 12 Monate von jetzt.

Stelle sicher, dass Du mit Dir selbst ehrlich bist. Denke darüber nach, wie Du Dich gefühlt und ausgesehen hast, bevor Du mit dem gesunden Lebensstil begonnen hast, und den positiven Veränderungen, die Du bisher vorgenommen hast, und erstelle dann Fragen und Szenarien zu diesen Dingen.

Diese motivierende Taktik zwingt Dich dazu, eine Bestandsaufnahme des Lebens durchzuführen, in der Zeit bevor Du die Entscheidung getroffen hast, gesund zu werden, und wie viel schlechter Du Dich fühlen würdest, wenn Du den ungesunden Weg fortgesetzt hättest. Diese Zukunft kann sehr beängstigend sein, aber das Schöne an der Zukunft ist, dass sie noch nicht entschieden wurde.

Visualisiere die gesunde Zukunft

Du kannst Visualisierung verwenden, um sich vorzustellen, wie die gesunde Zukunft aussehen wird, wenn Du weiterhin an der derzeitigen Überarbeitung des gesunden Lebensstils festhältst. Mit der Visualisierung erstellst Du alle Bilder, Gefühle und sogar Töne eines bestimmten Ereignisses. Du lässt jedoch nur ein positives Ergebnis zu und beseitigst negative Gefühle oder Gedanken, die normalerweise den Erfolg behindern würden.

Fokussiere Dich auf die positiven Gefühle

Zuversichtlich, ausgeglichen, energisch, lebendig. Hast Du eines dieser positiven Gefühle erlebt, seit Du das Fasten zum ersten Mal versucht hast? Wenn Du nach Motivation suchst, konzentriere Dich auf eine Zeit, in der Du die Reise in Richtung Gesundheit begonnen hast, und erinnere Dich, wann Du Dich wirklich gut gefühlt hast, über den neuen Lebensstil.

Vielleicht war es nach einem erfolgreichen Abschluss eines Fastens oder nach einem Kompliment über die strahlende Haut oder nach dem erholten Aufwachen zum ersten Mal seit Jahren. Du fühltest Dich großartig, wissend, dass Du einen Tag lang erfolgreich warst.

Nutze die positiven Änderungen, die Du siehst.
Da Du gerade dabei bist, Fortschritte zu machen, kannst Du den Fortschritt, den Du bereits gemacht hast, möglicherweise nicht sehen. Wenn ja, nimm Dir etwas Zeit, um die positiven Veränderungen zu beobachten, die Du erlebt hast, seit Du Dich für eine Fastenmethode entschieden hast.

Beachte, wie viel besser die Kleidung passt. Denk darüber nach, wie gut Du in letzter Zeit geschlafen hast.

Sei mit Dir selbst barmherzig.
Manchmal bist Du einfach nicht motiviert und Du wirst einen Tag oder eine Woche nicht so erfolgreich sein, wie Du es Dir gewünscht hättest. Negatives Selbstgespräch zu machen und sich selbst zu überreden, weil Du die eigenen Erwartungen nicht erfüllt hast, wird Dir auf lange Sicht nicht helfen. Wenn Du auf die harten Zeiten triffst, ist das Beste, was Du tun kannst, Mitgefühl mit Dir selbst zu haben.

Gewöhne Dich daran, Dich selbst zu motivieren

.

Motivation ist eine Angewohnheit, und wie alle Angewohnheiten musst Du es üben, wenn Du möchtest, dass es zur zweiten Natur wird. Und übe es regelmäßig.

Plane 15 bis 20 Minuten pro Tag ein, um über die Ziele, den Fortschritt, die aktuelle Position und die zukünftige Ziele nachzudenken. Finde positive Bestätigungen, die für Dich von Bedeutung sind, und rezitiere diese- in Deinem Kopf, im Auto oder vor einem Spiegel.

Alle Power-Tipps zusammengefasst

Hier ist noch eine Zusammenfassung der wichtigsten Tipps aus dem Buch:

Du kannst essen, was Du willst, wenn Du das 16: 8-Prinzip beachtest, aber Du solltest darauf achten, dass Du nicht schlecht isst.

Versuche es, verarbeitete und gebratene Lebensmittel zu vermeiden.

Du möchtest auch sicherstellen, dass Du genügend Kalorien erhältst.

Es gibt kein Bedauern oder Schuldgefühl bei dem 16: 8-Prinzip.

Gesunde Fette in die Ernährung aufnehmen.

Weniger Kohlenhydrate

Vermeide Brot.

Du möchtest immer, während des Fastens hydratisiert bleiben.

Es ist jedoch wichtig, dass Du es während des Fastens nicht im Fitnessstudio übertreibst.

Stelle sicher, dass Du mindestens sieben Stunden pro Nacht Schlaf bekommst.

Breche das Fasten langsam. Wenn Du gleich eine große Mahlzeit nach dem Fasten isst, kann es Dein System überfordern.

Iss ballaststoffreiche Lebensmittel wie Nüsse, Bohnen, Obst und Gemüse sowie proteinreiche Lebensmittel wie Fleisch, Fisch, Tofu oder Nüsse während des Essens.

Gönne Dir schwarzen Kaffee oder Tee oder Kräutertees mit Zimt. Diese Getränke können appetitanregende Wirkungen haben. Er verbessert die Konzentration und Energie und hat keine Kalorien.

Atme tief ein und gönne Dir eine Pause: Achtsamkeit und ein bisschen Meditation können dazu beitragen, dass Du Dich während der Fastenzeit besser fühlst.

Die beste Diät ist die, die Du auf lange Sicht einhalten kannst. Konsistenz ist also der Schlüssel.

Mache Intervallfasten zu einem Teil des Lebensstils. Pass die Fasten- und Essfenster so an, dass sie Dein soziales Leben nicht zu sehr beeinträchtigen, iss Lebensmittel, die Du magst, und genieße das Leben.

Fazit

Intervallfasten hilft Menschen, die Nahrungsaufnahme ohne Hunger, Kalorienzählen, Entbehrung, Elend und die ständige Gefahr des Scheiterns zu bewältigen. Egal, ob Du abnehmen, Muskeln aufbauen, mehr Energie haben, schnell Fett verbrennen oder gesünder werden möchtest - eine Fasten-Methode kann Wunder wirken.

Ein Diätprogramm zu finden, an das Du Dich halten kannst und auf lange Sicht genießt, ist der Diätplan, den Du wählen solltest. Die übliche Strategie zum Abnehmen ist nicht die ganze Geschichte, wir müssen einen besseren Weg finden. Dieser bessere Weg ist das Fasten.

Gelegentlich hilft die Praxis des Fastens vielen Menschen, den Unterschied zwischen echtem Hunger und dem sogenannten falschen Hunger zu erkennen, der auf die Gewohnheiten unseres Körpers und unseres Geistes zurückzuführen ist.

Die Praxis des gelegentlichen Fastens hat enorme Vorteile. Zunächst ist es notwendig, die gesundheitlichen Vorteile wie Gewichtsabnahme, Senkung des Blutzuckers, Unterstützung bei der Aufrechterhaltung von Diabetes, Prävention bestimmter Krankheiten wie Krebs und viele andere zu erwähnen. Ein weiterer Vorteil, der die Aufmerksamkeit vieler auf sich zieht, hängt mit dem Muskelaufbau zusammen.

Durch das Fasten wird dem Körper eine Zeit lang Nahrung entzogen. Während der Fastenzeiten ist der Verzehr von Lebensmitteln verboten. Dies gibt unserem Körper weniger Kalorien als die Anzahl der täglich benötigten Kalorien, was zu einer Verringerung des Fettgewebes im Körper führt und dazu beiträgt, starke Muskeln aufzubauen.

Wie Du im Buch schon gesehen hast, gibt es mehrere bekannte Methoden mit nachgewiesenen Ergebnissen. Alle diese Methoden werden von vielen Menschen in die Praxis umgesetzt, die von den Ergebnissen begeistert sind. Doch es liegt am Ende an Dir, die Methode auszuwählen, die für Dich am effektivsten ist. Wir empfehlen es, mit der 16/8 Methode zu starten und die Tipps zu praktizieren, die wir gezeigt haben. So gibt es keinen Platz fürs Versagen! Wir wünschen Dir viel Erfolg!

Hat ihnen das Buch gefallen?

Gerne können Sie mir eine kurze Bewertung auf Amazon hinterlassen darüber freue ich mich sehr.

https://amzn.to/2AxRTD2

Gibt es etwas zu verbessern oder zu verändern?
Feedback ist willkommen
gerne an la.mancusadaniele@gmail.de

Weitere Bücher Finden sie hier

https://amzn.to/2z80AUb

https://amzn.to/2DxvJ88

https://amzn.to/2zYdoy0

https://amzn.to/2pg2HR0

Vielen lieben Dank für Ihre Unterstützung.

Haftungsausschluss

Die Umsetzung aller enthaltenen Informationen, Anleitungen und Strategien dieses E-Books erfolgten auf eigenes Risiko. Für etwaige Schäden jeglicher Art kann der Autor aus keinem Rechtsgrund eine Haftung übernehmen. Für Schäden materieller oder ideeller Art, die durch die Nutzung oder Nichtnutzung der Informationen bzw. durch die Nutzung fehlerhafter und/oder unvollständiger Informationen verursacht wurden, sind Haftungsansprüche gegen den Autor grundsätzlich ausgeschlossen. Ausgeschlossen sind daher auch jegliche Rechts- und Schadensersatzansprüche. Dieses Werk wurde mit größter Sorgfalt nach bestem Wissen und Gewissen erarbeitet und niedergeschrieben. Für die Aktualität, Vollständigkeit und Qualität der Informationen übernimmt der Autor jedoch keinerlei Gewähr. Auch können Druckfehler und

Falschinformationen nicht vollständig ausgeschlossen werden. Für fehlerhafte Angaben vom Autor kann keine juristische Verantwortung sowie Haftung in irgendeiner Form übernommen werden.

Urheberrecht

Impressum

1. Auflage

Kontakt:
La Mancusa Daniele
Vorstadtstr. 71
73614 Schorndorf

44713498R00047

Printed in Poland
by Amazon Fulfillment
Poland Sp. z o.o., Wrocław